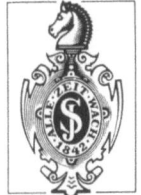

Deutsche Gesellschaft für Ultraschall
in der Medizin (DEGUM)

Österreichische Gesellschaft für Ultraschall
in der Medizin (ÖGUM)

Befundung und Nomenklatur bei Ultraschalluntersuchungen innerer Organe

Empfehlungen der Nomenklaturkommission der Sektion
Innere Medizin der DEGUM und der ÖGUM

Mit 33 Abbildungen

Springer-Verlag Berlin Heidelberg GmbH

Nomenklaturkommission der Sektion Innere Medizin
der Deutschen Gesellschaft für Ultraschall
in der Medizin (DEGUM) und der Österreichischen
Gesellschaft für Ultraschall in der Medizin (ÖGUM)

Prof. Dr. N. Heyder, Erlangen
Doz. Dr. G. Judmaier, Innsbruck
Doz. Dr. H. Kathrein, Innsbruck
Dr. H. Kleinau, Berlin
Dr. K. Kuhn, Ulm
Prof. Dr. H. Lutz, Bayreuth
Dr. D. Nürnberg, Neuruppin
Priv.-Doz. Dr. U. Räth, Heidelberg
Priv.-Doz. Dr. K. Seitz, Sigmaringen
Prof. Dr. W. Swobodnik, München
Prof. Dr. H. Weiss, Ludwigshafen

Die Deutsche Bibliothek – CIP-Einheitsaufnahme
Befundung und Nomenklatur bei Ultraschalluntersuchungen innerer Organe: Empfehlungen der Nomenklaturkommission der Sektion Innere Medizin der Deutschen Gesellschaft für Ultraschall in der Medizin (DEGUM) und der Österreichischen Gesellschaft
für Ultraschall in der Medizin (ÖGUM) / DEGUM; ÖGUM. [N. Heyder ...]. – Berlin;
Heidelberg; New York; London; Paris; Tokyo; Hong Kong; Barcelona; Budapest:
Springer, 1994

ISBN 978-3-540-57436-1   ISBN 978-3-662-06011-7 (eBook)
DOI 10.1007/978-3-662-06011-7
NE: Deutsche Gesellschaft für Ultraschall in der Medizin/Sektion Innere Medizin/
Nomenklaturkommission

Satz: Elsner & Behrens GmbH, Oftersheim
21/3130-5 4 3 2 1 0 – Gedruckt auf säurefreiem Papier

VORWORT

Die große Zahl der Ultraschalluntersuchungen und Ultraschalluntersucher im deutschsprachigen Raum führte zu dem dringenden Wunsch, Befundung und Nomenklatur zu standardisieren. Dies erscheint notwendig, um Befunde verschiedener Untersucher kontrollieren und vergleichen zu können. Sie ist um so zwingender, als zunehmend Befundung und Archivierung über Datenverarbeitung geschieht.

Aus diesem Grunde wurde eine Nomenklaturkommission der Sektion Innere Medizin der DEGUM gebildet. Sie hat in mehreren Sitzungen in Zusammenarbeit mit Kollegen der Österreichischen Gesellschaft (ÖGUM) die in diesem Bande zusammengestellten Empfehlungen zu Nomenklatur und Befundung erarbeitet. Zur Erläuterung wurden Originalabbildungen beigegeben. Die Beschreibung der Abbildungen erfolgt entsprechend der vorgegebenen Nomenklatur unter Kennzeichnung der jeweils zutreffenden Merkmale.

Darüber hinaus sind die Nomenklatur und der Stil der Befundung so abgefaßt, daß ohne weiteres die Übertragung auf Datenverarbeitungssysteme möglich ist. Befundung und Nomenklatur sind keine statistischen Größen. Vielmehr erfordern Weiterentwicklung der Ultraschalltechnik und Ultraschalldiagnostik auch eine Weiterentwicklung der Nomenklatur und Befundung. In diesem Sinne sind die Herausgeber für Anregungen und Kritik stets offen. Darüber hinaus soll diese Nomenklatur auch dazu anregen, ähnlich Empfehlungen auf anderen Gebieten der Ultraschalldiagnostik zu erarbeiten.

Die Herausgeber

INHALT

NOMENKLATURKOMMISSION

Heyder, Norbert, Prof. Dr. med.
Medizinische Klinik I
Krankenhausstraße 12, D-91054 Erlangen

Judmaier, Gert, Doz. Dr. med.
Klinik für innere Medizin, Universität Innsbruck
Anichstraße 35, A-6020 Innsbruck

Kathrein, Herrmann, Doz. Dr. med.
Klinik für Innere Medizin, Universität Innsbruck
Anichstraße 35, A-6020 Innsbruck

Kleinau, H., OA Dr. sc. med.
Robert Rössle-Klinik
Lindenberger Weg 80, D-13125 Berlin

Kuhn, Klaus, Dr. med.
II. Medizinische Klinik, Universität Ulm
Robert Koch-Straße 8, D-89081 Ulm

Lutz, Harald, Prof. Dr. med.
Medizinische Klinik I, Städtische Krankenanstalten
Preuschwitzer Straße 101, D-95445 Bayreuth

Nürnberg, D., Dr. med.
Ultraschallabteilung BKH Neuruppin
Fehrbeiliner Straße 38, D-16816 Neuruppin

Räth, Ulrich, Priv.-Doz. Dr. med.
Brückenkopfstraße 7, D-69120 Heidelberg

Seitz, Karlheinz, Priv.-Doz. Dr. med.
Kreiskrankenhaus
D-72488 Sigmaringen

Swobodnik, Werner, Prof. Dr. med.
Innere Abteilung, Kreiskrankenhaus Eutin
Janusstraße 22, D-23701 Eutin

Weiss, Hagen, Prof. Dr. med.
  Medizinische Klinik, St. Marien-Krankenhaus
  Salzburger Straße 15, D-67067 Ludwigshafen

EINFÜHRUNG

Das Ultraschall B-Bild ist ein Schnittbild. Die von den in den Körper gesandten Ultraschallimpulsen im Gewebe angeregten Echos werden Zeile für Zeile auf dem Bildschirm abgebildet und topographisch korrekt zu einem zweidimensionalen Schnittbild angeordnet. So gewinnt man ein anschauliches Bild aus dem Körperinneren und einen Eindruck von Veränderungen in den untersuchten Körperregionen und Organen.

Die Echos werden vom Ultraschallwandler in elektrische Signale gewandelt und als helligkeitsmodulierte (helligkeitskodierte) Bildpunkte dargestellt. Die Abbildung eines Echos hängt nicht nur von seiner Stärke an sich ab. Sie wird außerdem von dem Weg, den der Ultraschallimpuls bis zu der Stelle zurückgelegt, an der das Echo entsteht, beeinflußt sowie vom Weg des Echos zurück zum Ultraschallwandler. Schließlich spielen auch die Geräteeigenschaften und die Geräteeinstellung eine Rolle. Für den einzelnen Bildpunkt wird der Begriff „Echo" der Anschaulichkeit wegen beibehalten. Bildpunkte, die Folgen elektronischer Bildfehler sind, werden dagegen als Artefakte bezeichnet.

Das einzelne Echo wird als stark, mittelstark (durschnittlich) oder schwach beschrieben (Abb. 1). Dabei entspricht diese Eigenschaft der Amplitudenhöhe bei Abbildung eines Echos auf eine Amplitudenröhre (A-Scan).

Der Begriff „Echomuster" beschreibt die Echos einer bestimmten Bildregion (die etwa dem Schnitt durch ein parenchymatöses Organ oder durch einen Tumor entspricht) aufgrund ihrer Stärke (individuelle Eigenschaften des

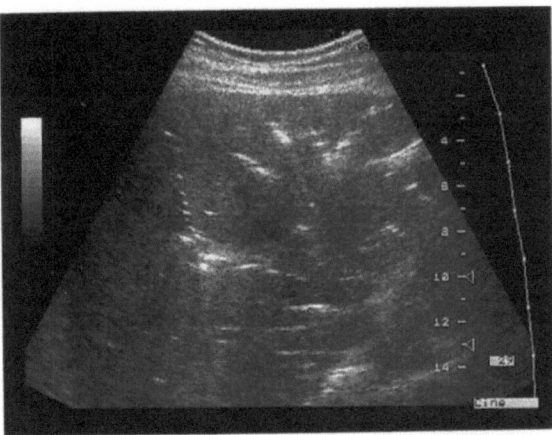

Abb. 1. Aerobilie. Die Luftblasen verursachen *starke* Echos, die sich von den *schwachen* Echos des Leberparenchyms gut abheben

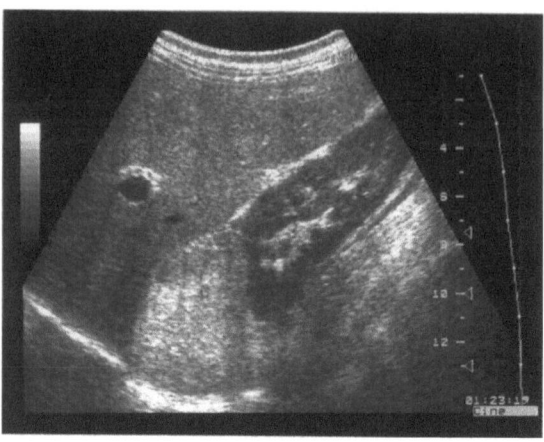

Abb. 2. Angiomyolipom der Niere. Der Tumor zeigt eine echodichte Struktur, diskret inhomogen. Im Vergleich ist die Echostruktur der Leber mitteldicht, die des Nierenparenchyms echoarm. Das Lumen des im Querschnitt getroffenen Pfortaderastes ist echofrei

einzelnen Echos), Dichte (Zahl der Echos in einer Region) und Gleichmäßigkeit (Verteilung der Echos in einer Region). Folgende diskriminierende Begriffe sind als geeignet festgelegt:

Echodicht (= echoreich)   gleichmäßig (= homogen)
mitteldicht   ungleichmäßig (= inhomogen)
echoarm (= vereinzelt)   fokale Läsion
echofrei

Die Begriffe „echodicht" und „echoarm" werden naturgemäß sowohl von der Zahl der Echos als auch von ihrer Stärke bestimmt. In gleicher Weise kann ein inhomogenes Echomuster durch ungleichmäßige Stärke der gleichmäßig verteilten Echos oder durch ungleichmäßige Verteilung gleich starker Echos oder durch eine Kombination von beiden hervorgerufen werden (Abb. 2). Diese Ursachen von Echomustern lassen sich bei den Geräten der heutigen Generation aber nicht ohne weiteres unterscheiden, so daß in der Routine nur der Gesamtaspekt beschrieben wird.

SCHILDDRÜSE

Beurteilbarkeit	gut	eingeschränkt	
	Agenesie	Z. n. Operation: _____	

Rechter Lappen			
Größe	normal	vergrößert	
	L mm: ____	B mm: ____	T mm: ____
	Volumen ml: ____		

Echostruktur	o. B.		
	echoreich	echoarm	
	homogen	inhomogen	
	umschriebene Veränderung		

Linker Lappen	(wie rechter Lappen)		
Größe	normal	vergrößert	
	L mm: ____	B mm: ____	T mm: ____
	Volumen ml: ____		

Echostruktur	o. B.		
	echoreich	echoarm	
	homogen	inhomogen	
	umschriebene Veränderung		

Isthmus		Tiefe mm: ____	
Echostruktur	echoreich	echoarm	
	homogen	inhomogen	

Vergrößerung	retrosternal		
	asymmetrisch:	rechtsbetont	linksbetont

Normalwerte (in mm)

Organ:	Schilddrüse	
Abschnitt/Meßort:	jeder Lappen	Isthmus
Länge:	49 +/− 19,5	–
Breite:	36,5 +/− 14,5	15–20
Dicke/Tiefe:	28 +/− 8	5–15

Beurteilbarkeit   gut   eingeschränkt
                           Agenesie   Z. n. Operation: _____

Rechter Lappen
    Größe   normal   vergrößert
                           L mm: _____   B mm: _____   T mm: _____
                           Volumen ml: _____

    Echostruktur   o. B.
                           echoreich   echoarm
                           homogen   inhomogen
                           umschriebene Veränderung

Linker Lappen   (wie rechter Lappen)
    Größe   **normal**   vergrößert
                           L mm: _____   B mm: _____   T mm: _____
                           Volumen ml: _____

    Echostruktur   **o. B.**
                           echoreich   echoarm
                           homogen   inhomogen
                           umschriebene Veränderung

Isthmus   ja: Tiefe mm: _____
    Echostruktur   echoreich   echoarm
                           homogen   inhomogen

Vergrößerung   retrosternal
                           asymmetrisch: rechtsbetont   linksbetont

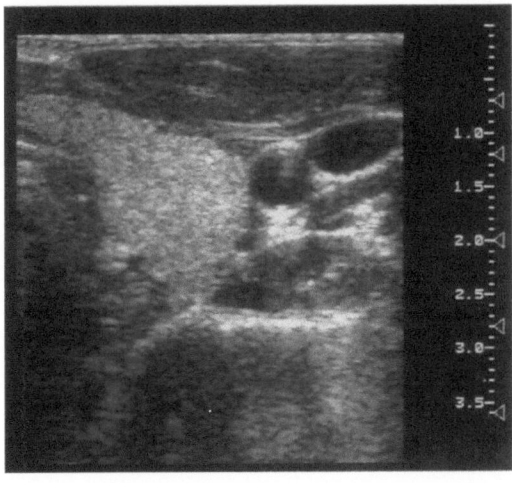

Umschriebene Veränderung

                    rechter/linker Lappen

Lage   kranial   medial   kaudal

Anzahl   1   2   mehrere   multiple

Referenzläsion   rechter   linker   Lappen
                   kranial   medial   kaudal

Größe   L mm: _____ × B mm: _____ × T mm: _____
                   L mm: _____ × B mm: _____ × T mm: _____

Begrenzung   regelmäßig   unregelmäßig
                   scharf   unscharf
Form   rund   oval   polyzyklisch
Verdrängend   retrosternal   tracheal   lateral
Infiltrierend   retrosternal   tracheal   lateral

Echostruktur   echoreich   echoarm   echofrei
                   homogen   inhomogen   verkalkt
                   zentral   zentral   zentral echofrei
                      echoarm   echoreich
                   Schallverstärkung
                   Schallschatten: komplett   inkomplett Randschatten
Randsaum   keiner   echoarm   echoreich
Wand   keine   dünn   dick   echoreich   Stärke mm: _____
                   septiert

Weitere umschriebene Veränderung: ja/nein

Umschriebene Veränderung

rechter/**linker** Lappen

Lage	kranial	**medial**	kaudal

Anzahl	**1** 2	mehrere	multiple

Referenzläsion	rechter	linker	Lappen
	kranial	medial	kaudal

Größe   L mm: _9_ × B mm: _8_ × T mm: _9_

           L mm: ___ × B mm: ___ × T mm: ___

Begrenzung	**regelmäßig**	unregelmäßig	
	scharf	unscharf	
Form	**rund**	oval	polyzyklisch
Verdrängend	retrosternal	tracheal	lateral
Infiltrierend	retrosternal	tracheal	lateral

Echostruktur	echoreich	**echoarm**	echofrei
	homogen	**inhomogen**	verkalkt
	zentral	zentral	**zentral echofrei**
	echoarm	echoreich	
	Schallverstärkung		
	Schallschatten: komplett		inkomplett **Randschatten**
Randsaum	keiner	echoarm	echoreich
Wand	keine dünn dick		echoreich Stärke mm: ___
	septiert		

Weitere umschriebene Veränderung: ja/**nein**

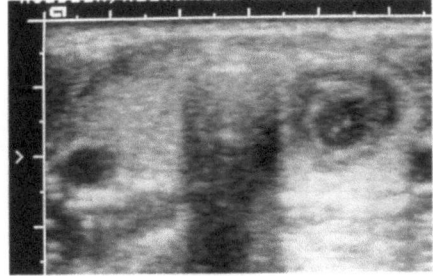

NEBENSCHILDDRÜSE

Nebenschilddrüse	rechts links	kranial kaudal		
Darstellbarkeit	ja	nein		
Beurteilbarkeit	gut	eingeschränkt		
Größe	normal	vergrößert		
	L mm: _____	B mm: _____		
Form	regelmäßig	unregelmäßig	glatt	unscharf
Echostruktur	normal			
	echoreich	echoarm	echofrei	
	homogen	inhomogen	verkalkt	
	Schallverstärkung	Schallschatten		
	zentral echoarm	zental echoreich	zentral echofrei	

Nebenschilddrüse	rechts **links**	kranial **kaudal**		
Darstellbarkeit	**ja**	nein		
Beurteilbarkeit	**gut**	eingeschränkt		
Größe	normal	**vergrößert**		
	L mm: _____	B mm: _____		
Form	**regelmäßig**	unregelmäßig	**glatt**	unscharf
Echostruktur	normal			
	echoreich	**echoarm**	echofrei	
	homogen	inhomogen	verkalkt	
	Schallverstärkung	Schallschatten		
	zentral echoarm	zental echoreich	zentral echofrei	

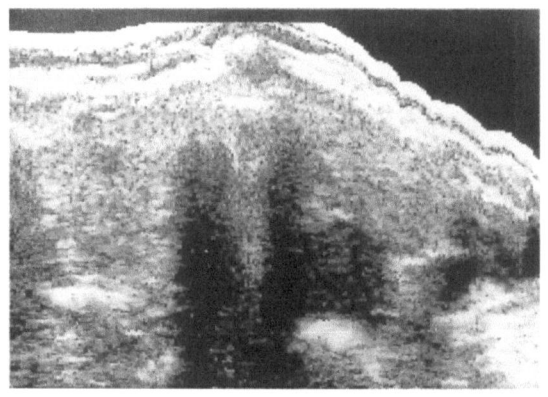

THORAXORGANE

Thoraxwand	untersucht	ja/nein	normal	ja/nein
Pleura	untersucht	ja/nein	normal	ja/nein
Pleuraerguß	nein	rechts	links	
Lunge	untersucht	ja/nein	normal	ja/nein
Mediastinum	untersucht	ja/nein	normal	ja/nein
Herz	untersucht	ja/nein	normal	ja/nein

	rechts		
Beurteilbarkeit	gut	eingeschränkt	
Form	normal	vorgewölbt	eingezogen
Dicke	normal	verdickt	umschrieben verdickt
		verschmälert	umschrieben verschmälert

	links		
Beurteilbarkeit	gut	eingeschränkt	
Form	normal	vorgewölbt	eingezogen
Dicke	normal	verdickt	umschrieben verdickt
		verschmälert	umschrieben verschmälert

Normalwerte (in mm)

Organ:	Thoraxwand	
Abschnitt/Meßort:	Brustwand	Pleura parietalis
Länge:	–	–
Breite:	–	–
Dicke/Tiefe:	15–23	2

Gleichmäßige Verdickung

	rechts/links				
Lage	kutan	ossär	muskulär	pleural	
	ventral	dorsal	lateral	kranial	kaudal
Größe	bis ⅓	bis ⅔	ganze Thoraxwand		
	Dicke mm: _____				
Form	rund	oval	landkartenartig		
Infiltrierend	nein/ja:	Wand	Pleura	Lunge	Zwerchfell
Verdrängend	nein/ja:	Lunge	Zwerchfell	Herz	Mediastinum
Echostruktur	echoreich	echoarm			
	homogen	inhomogen			

Gleichmäßige Verdickung

rechts/**links**

Lage	kutan	ossär	muskulär	**pleural**	
	ventral	dorsal	lateral	kranial	kaudal

Größe	bis ⅓	bis ⅔	**ganze Thoraxwand**	
	Dicke mm: _____			

Form	rund	oval	**landkartenartig**

Infiltrierend	**nein**/ja:	Wand	Pleura	Lunge	Zwerchfell
Verdrängend	**nein**/**ja:**	**Lunge**	Zwerchfell	Herz	Mediastinum

Echostruktur	echoreich	**echoarm**	
	homogen	inhomogen	

(*Diagnose:* Mediastinal- und Pleuralfibrose)

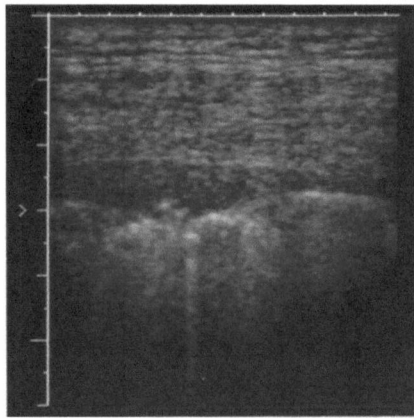

Umschriebene Verdickung

	rechts/links				
Lage	kutan	ossär	muskulär	pleural	
	ventral	dorsal	lateral	kranial	kaudal
Anzahl	1 2	mehrere	multiple		
Referenz	———————————————				
Größe	mm: ——— × mm: ———				
	mm: ——— × mm: ———				
Form	rund	oval	polyzyklisch		
Begrenzung	scharf	unscharf	regelmäßig	unregelmäßig	
Infiltrierend	nein/ja:	Umgebung	Muskulatur	Knochen	
		Pleura	Lunge	Zwerchfell	
Verdrängend	nein/ja				
Echostruktur	echoreich	echoarm			
	homogen	inhomogen			

Weitere umschriebene Verdickung: ja/nein

Umschriebene Verdickung

	rechts/links			
Lage	kutan	ossär	**muskulär**	pleural
	ventral	**dorsal**	lateral	kranial	kaudal
Anzahl	**1**	2	mehrere	multiple
Referenz	_____			
Größe	mm: **16,4** × mm: _____			
	mm: _____ × mm: _____			
Form	rund	**oval**	polyzyklisch
Begrenzung	**scharf**	unscharf	regelmäßig	unregelmäßig
Infiltrierend	**nein**/ja:	Umgebung	Muskulatur	Knochen
		Pleura	Lunge	Zwerchfell
Verdrängend	nein/**ja**			
Echostruktur	echoreich	**echoarm**		
	homogen	**inhomogen**		

Weitere umschriebene Verdickung: ja/**nein**

(*Diagnose:* Thoraxwandmetastase bei Adenokarzinom)

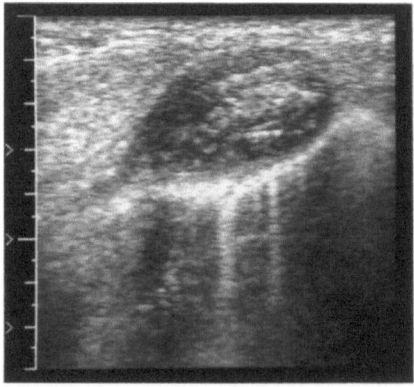

	rechts		
Beurteilbarkeit	gut	eingeschränkt	
Echostruktur	normal	diffuse Veränderung	umschriebene Veränderung
Diffuse Veränderung:			
Lage	Pleura	visceralis mediastinalis	parietalis basalis
Ausdehung	$1/3$	$2/3$ der Pleura	ganze Pleura
Dicke	mm: _____		
Echostruktur	echoreich homogen	echoarm inhomogen	

	links		
Beurteilbarkeit	gut	eingeschränkt	
Echostruktur	normal	diffuse Veränderung	umschriebene Veränderung
Diffuse Veränderung:			
Lage	Pleura	visceralis mediastinalis	parietalis basalis
Ausdehung	$1/3$	$2/3$ der Pleura	ganze Pleura
Dicke	mm: _____		
Echostruktur	echoreich homogen	echoarm inhomogen	

Umschriebene Veränderung

	rechts/links			
Lage	Pleura	visceralis mediastinalis		parietalis basalis
Anzahl	1 2	mehrere	multiple	
Referenzläsion				
Größe	L mm: _____ × T mm: _____ (maximal) L mm: _____ × T mm: _____ (2. Veränderung)			
Begrenzung Form	regelmäßig rund	unregelmäßig oval	scharf unscharf polyzyklisch	
Infiltrierend	nein/ja			
Verdrängend	nein/ja			

Echostruktur	echoreich
	homogen
	zentral
	  echoarm
	Schallversträr-
	kung
		echoarm
		inhomogen
		zentral
		  echoreich
		Schallschatten
			echofrei
			verkalkt
			zentral echofrei	

Randsaum	keiner	echoarm	echoreich	
Wand	keine dünn	dick	echoreich Stärke mm: _____	

Weitere Veränderung: ja/nein

Pleuraerguß

	rechts		
Lage	dorsokaudal ventral	in Rückenlage kranial	_____
Menge	wenig	reichlich	viel
	vollständig liquide solide wirkend		mit soliden Anteilen
	frei	gefangen	gekammert
	links		
Lage	dorsokaudal ventral	in Rückenlage kranial	_____
Menge	wenig	reichlich	viel
	vollständig liquide solide wirkend		mit soliden Anteilen
	frei	gefangen	gekammert

Pleuraerguß

	rechts		
Lage	**dorsokaudal**	**in Rückenlage**	
	ventral	kranial	————————
Menge	wenig	reichlich	**viel**
	vollständige liquide solide wirkend		**mit soliden Anteilen**
	frei	gefangen	gekammert

	links		
Lage	dorsokaudal	in Rückenlage	
	ventral	kranial	————————
Menge	wenig	reichlich	viel
	vollständige liquide solide wirkend		mit soliden Anteilen
	frei	gefangen	gekammert

(*Diagnose:* Maligner Pleuraerguß)

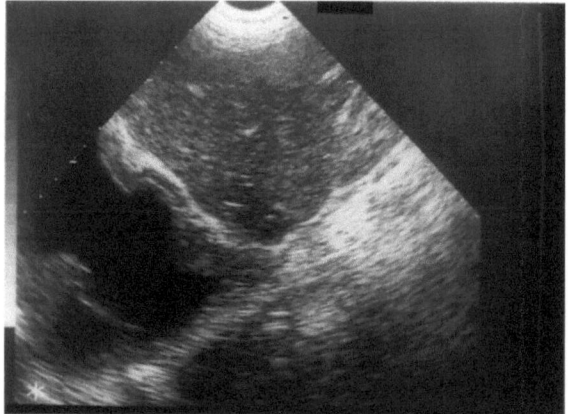

	rechts		
Beurteilbarkeit	gut	eingeschränkt	
Echostruktur	normal	diffuse Veränderung	umschriebene Veränderung
Diffuse Veränderung:			
Lage	Oberlappen	Mittellappen	Unterlappen
Segment: _____			
Echostruktur	echoreich homogen	echoarm inhomogen	

	links		
Beurteilbarkeit	gut	eingeschränkt	
Echostruktur	normal	diffuse Veränderung	umschriebene Veränderung
Diffuse Veränderung:			
Lage	Oberlappen	Unterlappen	
Segment: _____			
Echostruktur	echoreich homogen	echoarm inhomogen	

Umschriebene Veränderung

	rechts/links			
Lage	re Oberlappen	Mittellappen	Unterlappen	
	Segment: _____			
	li Operlappen	Unterlappen		
	Segment: _____			
Anzahl	1 2	mehrere	multiple	
Referenzläsion	_____			
Größe	mm: ____ × mm: ____			
	mm: ____ × mm: ____			
Form	rund	oval	polypoid	
Begrenzung	scharf	unscharf	regelmäßig	unregelmäßig
Infiltrierend	nein/ja:	Thoraxwand	Mediastinum	Herzbeutel
		Diaphragma		
	an Thoraxwand adhärent			
Verdrängend	nein/ja:	Umgebung	Mediastinum Herz	
Echostruktur	echoreich	echoarm		
	homogen	inhomogen		
Randsaum	keiner	echoarm	echoreich	
Wand	keine	dünn dick	echoreich	Stärke mm: ____

Weitere umschriebene Veränderung: ja/nein

Umschriebene Veränderung

	rechts/links			
Lage	re Oberlappen Segment: _____	Mittellappen	**Unterlappen**	
	li Operlappen Segment: _____	Unterlappen		
Anzahl	**1** 2	mehrere	multiple	
Referenzläsion	_____			
Größe	mm: _**20**_ × mm: _**19**_ mm: _____ × mm: _____			
Form	rund	oval	**polypoid**	
Begrenzung	**scharf**	unscharf	regelmäßig	**unregelmäßig**
Infiltrierend	**nein**/ja:	Thoraxwand Diaphragma	Mediastinum	Herzbeutel
	an Thoraxwand adhärent			
Verdrängend	**nein**/ja:	Umgebung	Mediastinum	Herz
Echostruktur	echoreich **homogen**	**echoarm** inhomogen		
Randsaum	keiner	echoarm	**echoreich**	
Wand	**keine**	dünn dick	echoreich	Stärke mm: _____

Weitere umschriebene Veränderung: ja/**nein**

(*Diagnose:* Tumor – NHL – im Lungenmantel)

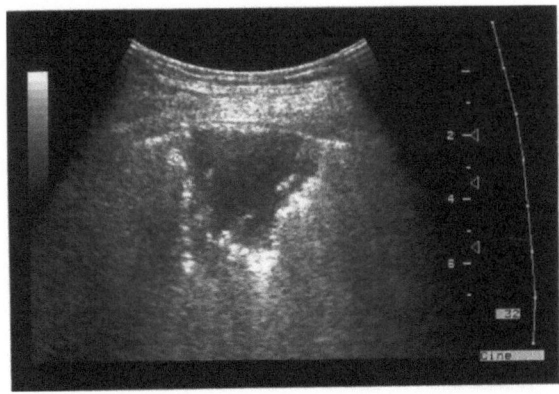

Beurteilbarkeit   gut   eingeschränkt

Umschriebene Veränderung

	nein/ja			
Lage	rechts	links		
	oberes Mediastinum		Hilusregion	
	präkardial	retrokardial	parakardial	

Zugang   suprasternal   subphrenisch
                re parasternal   li parasternal

Anzahl   1   2   mehrere   multiple

Referenzläsion _____

Größe   mm: ___ × mm: ___
                mm: ___ × mm: ___

Form   rund   oval   polypoid
Begrenzung   scharf   unscharf   regelmäßig   unregelmäßig

Infiltrierend   nein/ja: Gefäße   Lungen   Herz
                             Supraklavikulargrube
                             Retrosternalregion

Verdrängend   nein/ja: Gefäße   Lungen   Herz
                             Supraklavikulargrube
                             Subretrosternalregion

Echostruktur   echoreich   echoarm
                homogen   inhomogen

Randsaum   keiner   echoarm   echoreich

Wand   keine   dünn   dick echoreich   Stärke mm: ___

Weitere umschriebene Veränderung: ja/nein

Untersucht	Perikard	Myokard	Klappenapparat	
Beurteilbarkeit	gut	eingeschränkt		
Perikard	verdickt	Perikarderguß	umschriebene Veränderung	
Perikarderguß	Menge ml: _____		Dicke mm: _____	
	liquide	teils solide	solide	gekammert
Myokard	normal	verdickt	verdünnt	
	umschriebene Veränderung			
Lage d. Veränd.	li Ventr.	Vorderwand	Hinderwand	Septum
	re. Ventr.			
Dicke	maximal mm: _____		minimal mm: _____	
	durchschnittlich mm: _____			
Form	gleichmäßig	ungleichmäßig	Aneurysma	
Herzklappen	intakt	nicht intakt		

Untersucht	**Perikard**	Myokard	Klappenapparat
Beurteilbarkeit	**gut**	eingeschränkt	
Perikard	verdickt	Perikarderguß	umschriebene Veränderung
Perikarderguß	Menge ml: _____		Dicke mm: __30__
	liquide	teils solide	solide gekammert
Myokard	normal	verdickt	verdünnt
	umschriebene Veränderung		
Lage d. Veränd.	li Ventr.	Vorderwand	Hinderwand Septum
	re. Ventr.		
Dicke	maximal mm: _____		minimal mm: _____
	durchschnittlich mm: _____		
Form	gleichmäßig	ungleichmäßig	Aneurysma
Herzklappen	intakt	nicht intakt	

(*Diagnose:* Perikarderguß)

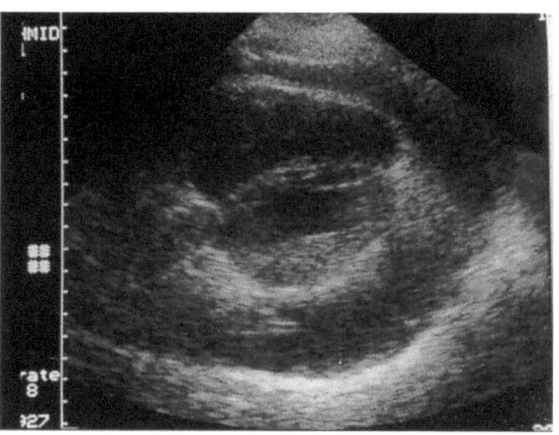

Umschriebene Veränderung

	Perikard	Myokard	Endokard	frei i.d. Herzhöhlen
Lage	Vorderwand	Hinterwand	lateral	Septum
	li Ventrikel	li Vorhof	re Ventrikel	re Vorhof
Größe	mm: _____ × mm: _____			
	mm: _____ × mm: _____			
Form	rund	oval	polypoid	
Begrenzung	scharf	unscharf	regelmäßig	unregelmäßig
Wandadhärent	nein/ja			
Infiltrierend	nein/ja:	Perikard	Myokard	Endokard Umgebung
Echostruktur	echoreich	echoarm		
	homogen	inhomogen		

Weitere umschriebene Veränderung: ja/nein

LEBER

Beurteilbarkeit	gut	eingeschränkt: _____	
Lage	orthotop	verlagert nach: _____	
Größe	normal MCL re mm: _____	vergrößert AP li mm: _____	verkleinert AP re mm: _____

Form
  Unterrand
  Oberfläche
	normal
	keilförmig
	glatt
	eingezogen
		abgerundet
		konvex
		umschrieben vorgewölbt
			höckrig

Konsistenz	normal	vermehrt	

Echostruktur	normal	diffuse
		   Veränderung
			umschriebene
			   Veränderung

Lebervenen	normal verschmälert nicht abgrenzbar	erweitert mm: _____ rarefiziert verdrängt	infiltriert thrombosiert
Portalvenensystem	normal Periportalregion thrombosiert Tumorzapfen	dilatiert mm: _____ verbreitert mm: _____ kavernöse Transformation	
Aszites	nein	geringgradig	massiv

Normalwerte (in mm)

Organ:	Leber	
Abschnitt/Meßort:	re Leberlappen (re MCL)	li Leberlappen (senkrecht auf Aorta)
Länge:	100 +/− 15	−
Breite:	−	−
Dicke/Tiefe:	(100)	(50)

Diffuse Veränderung

Lage	gesamte Leber	im re Lappen	im li Lappen
Echostruktur	echoreich	echoarm	
	homogen	inhomogen	
Schallabschwächung	normal	gering	ausgeprägt
Rekanalisierte Paraumbilikalvene:	ja:	Verdacht auf	nachweisbar
Vergrößerter Lobus caudatus:	ja	grenzwertig	
Rarefizierte Lebervenen	ja/nein		

Beurteilbarkeit	**gut**	eingeschränkt: _____	
Lage	**orthotop**	verlagert nach: _____	
Größe	normal	**vergrößert**	verkleinert
	MCL re mm: _____	AP li mm: _____	AP re mm: _____
Form	normal		
Unterrand	keilförmig	**abgerundet**	
Oberfläche	glatt	**konvex**	**höckrig**
	eingezogen	umschrieben vorgewölbt	
Konsistenz	normal	**vermehrt**	
Echostruktur	normal	**diffuse**	umschriebene
		Veränderung	Veränderung
Lebervenen	**normal**	erweitert mm: _____	infiltriert
	verschmälert	rarefiziert	thrombosiert
	nicht abgrenzbar		
Portalvenensystem	**normal**	dilatiert mm: _____	
	Periportalregion	verbreitert mm: _____	
	thrombosiert	kavernöse Transformation	
Aszites	nein	geringgradig	**massiv**

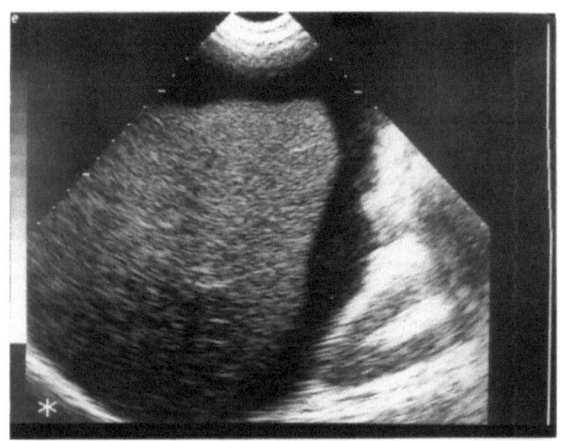

Diffuse Veränderung

Lage	**gesamte Leber**	im re Lappen	im li Lappen
Echostruktur	**echoreich** **homogen**	echoarm inhomogen	
Schallabschwächung	normal	gering	**ausgeprägt**
Rekanalisierte Paraumbilikalvene:	ja:	Verdacht auf	nachweisbar
Vergrößerter Lobus caudatus:	ja	grenzwertig	
Rarefizierte Lebervenen	ja/nein		

(*Diagnose:* Leberzirrhose)

Umschriebene Veränderung

Lage	re Lappen	anterior	posterior	kranial	kaudal	
	li Lappen	lateral	medial	kranial	kaudal	Lob.quadr.
	beide Lappen	Lob. caud.	im Hilus			
Anzahl	1	2	mehrere	multiple	diffus	
Referenzläsion	re Lappen	anterior	posterior	kranial	kaudal	
	li Lappen	lateral	medial	kranial	kaudal	Lob.quadr.

Größe   L mm: _____ × T mm: _____   (maximal)
           L mm: _____ × T mm: _____   (2. Veränderung)
           Herd-/Parenchymverhältnis: _____

Begrenzung	regelmäßig	unregelmäßig	scharf	unscharf
Form	rund	oval	polyzyklisch	
Infiltrierend	Umgebung	Gefäße	Gallenwege	
Verdrängend	Umgebung	Gefäße	Gallenwege	
Echostruktur	echoreich	echoarm	echofrei	
	homogen	inhomogen	verkalkt	
	zentral	zentral		zentral echofrei
	echoarm	echoreich		

Schallverstärkung
Schallschatten: komplett   inkomplett   Randschatten

Randsaum	keiner	echoarm (Halo)	echoreich
Wand	keine dünn dick	echoreich	Stärke mm: _____

Tochterzysten septiert   Spiegelbildung Detritus

mobilisierbar

zu-/abführrendes Gefäß

Weitere Veränderung: ja/nein

Umschriebene Veränderung

Lage	re Lappen li Lappen beide Lappen	anterior lateral Lob. caud.	posterior medial im Hilus	kranial kranial	kaudal kaudal	Lob.quadr.
Anzahl	**1** 2	mehrere	multiple	diffus		
Referenzläsion	re Lappen li Lappen	anterior lateral	posterior medial	kranial kranial	kaudal kaudal	Lob.quadr.

Größe   L mm: __48__ × T mm: __42__   (maximal)
         L mm: _____ × T mm: _____   (2. Veränderung)
         Herd-/Parenchymverhältnis: _____

Begrenzung	regelmäßig	**unregelmäßig**	scharf	**unscharf**
Form	rund	oval	**polyzyklisch**	
Infiltrierend	Umgebung	Gefäße	Gallenwege	
Verdrängend	Umgebung	**Gefäße**	Gallenwege	

Echostruktur	**echoreich**	echoarm	echofrei	
	homogen	**inhomogen**	verkalkt	
	zentral	zentral		zentral echofrei
	echoarm	echoreich		
	Schallverstärkung			
	Schallschatten:	komplett	inkomplett	Randschatten

Randsaum	keiner	**echoarm** **(Halo)**	echoreich	

Wand	**keine** dünn dick		echoreich	Stärke mm: _____
	Tochterzysten septiert		Spiegelbildung	Detritus
	mobilisierbar			
	zu-/abführendes Gefäß			

Weitere Veränderung: ja/**nein**
(*Diagnose:* Verdacht Metastase Kolonkarzinom)

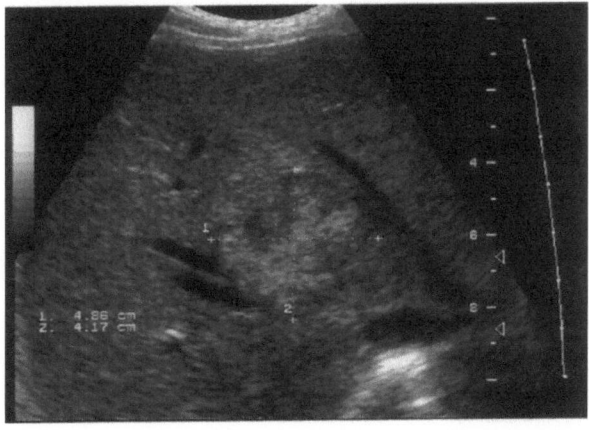

GALLENWEGSSYSTEM

Beurteilbarkeit	nüchtern	postprandial		
	gut	eingeschränkt	nicht beurteilbar	
	nicht abgrenzbar			

Lage   orthop   verlagert nach: _____

Größe   normal   vergrößert   verkleinert

              längs mm: ____ quer mm: ____ tief mm: ____ Volumen: ____

Form   normal   septiert   geknickt   geschrumpft

Lumen   normal   auffällig   nicht abgrenzbar

Wand   normal   auffällig

Palpation   schmerzlos   schmerzhaft

Aerocholie   ja/nein

Funktionssono ja: vor Kontraktion mm: ____ × mm: ____ × mm: ____

              nach Kontraktion mm: ____ × mm: ____ × mm: ____

              Volumen: ____   Verkleinerung %: ____

Normalwerte (in mm)

Organ	Gallenblase	
Abschnitt/Meßort:	Gallenblase gesamt	Wand
Länge:	60–100	–
Breite:	20–40	–
Dicke/Tiefe:	20	3

Beurteilbarkeit	**nüchtern**	postprandial	
	gut	eingeschränkt	nicht beurteilbar
	nicht abgrenzbar		

Lage   **orthotop**   verlagert nach: _____

Größe   **normal**   vergrößert   verkleinert
                längs mm: ____ quer mm: ____   tief mm: ____   Volumen: ____

Form   normal   septiert   **geknickt**   geschrumpft

Lumen   normal   **auffällig**   nicht abgrenzbar

Wand   **normal**   auffällig

Palpation   **schmerzlos**   schmerzhaft

Aerocholie   ja/nein

Funktionssono   ja: vor Kontraktion mm: ____ × mm: ____ × mm: ____
                    nach Kontraktion mm: ____ × mm: ____ × mm: ____
                    Volumen: ____   Verkleinerung %: ____

(*Diagnose:* Sludge im Fundus)

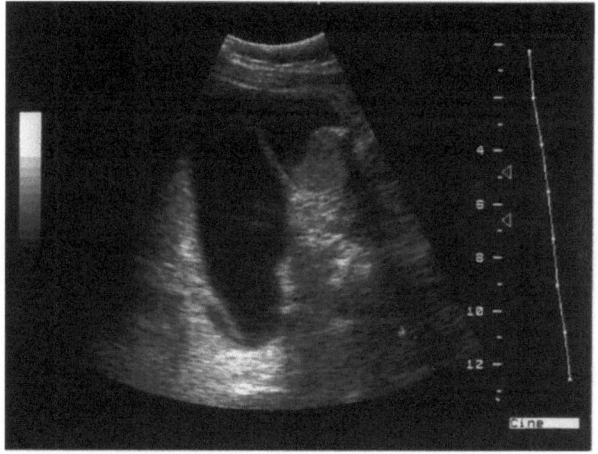

Gallenblasenlumen

Konkrement	ja	nein		
Anzahl	1 2 3	mehrere	multiple	
Größe	mm: _____ × mm: _____ (maximal)			
	mm: _____ × mm: _____ (2. Konkrement)			
	mm: _____ × mm: _____ (3. Konkrement)			
	Lumen ausgefüllt zu %: _____			
	Besonderheit: _____			
Lokalisation (liegend)	Fundus	Korpus	Isthmus Ductus cysticus	
Binnenechos	ja			
Schallschatten	ja:	komplett	inkomplett	
Mobilität	mobilisierbar	nicht mobilisierbar		
	absinkend	schwebend		
Sludge	diffus:	verklumpt	aufgefüllt zu %: _____	

Gallenblasenlumen

Konkrement	**ja**	nein	
Anzahl	**1** 2 3	mehrere	multiple

Größe   mm: __18__ × mm: __16__   (maximal)
            mm: _____ × mm: _____   (2. Konkrement)
            mm: _____ × mm: _____   (3. Konkrement)
            Lumen ausgefüllt zu %: _____
            Besonderheit: _____

Lokalisation (liegend)	Fundus	**Korpus**	Isthmus Ductus cysticus
Binnenechos	**ja**	_____	
Schallschatten	**ja**	komplett	**imkomplett**
Mobilität	**mobilisierbar** absinkend	nicht mobilisierbar schwebend	
Sludge	**diffus:**	verklumpt	aufgefüllt zu %: __10__

(*Diagnose:* Gallenblasenstein)

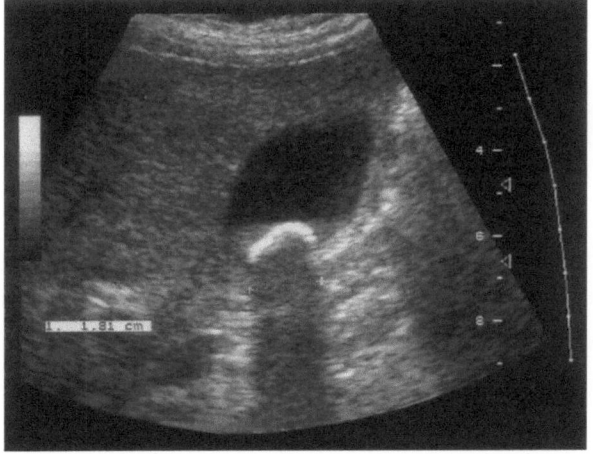

Gallenblasenwand

Verdickung	kontinuierlich mm: _____	diskontinuierlich	umschrieben
Kontur	glatt	unregelmäßig	unterbrochen
Echostruktur	echoreich homogen	echoarm inhomogen	geschichtet

Umschriebene Verdickung:

Anzahl	1 2 3	mehrere	multiple
Größe	mm: _____ × mm: _____ ×	mm: _____ mm: _____	(maximal) (2. umschr. Verd.)
Lokalisation	ventral Fundus	dorsal Korpus	medial lateral Isthmus
	ins Lumen prolabierend in die Umgebung infiltrierend		
Schallschatten	fehlend	komplett	inkomplett
Perivesikale Flüssigkeit		frei	Ödem

Gallenblasenwand

Verdickung	**kontinuierlich** mm: **8**	diskontinuierlich	umschrieben
Kontur	**glatt**	unregelmäßig	unterbrochen
Echostruktur	echoreich homogen	**echoarm** **inhomogen**	**geschichtet**

Umschriebene Verdickung:

Anzahl	1 2 3	mehrere	multiple
Größe	mm: _____ × mm: _____		(maximal)
	mm: _____ × mm: _____		(2. umschr. Verd.)
Lokalisation	ventral Fundus	dorsal Korpus	medial lateral Isthmus
	in Lumen prolabierend in die Umgebung infilitrierend		
Schallschatten	fehlend	komplett	inkomplett
Perivesikale Flüssigkeit		frei	Ödem

(*Diagnose:* Akute Cholezystitis)

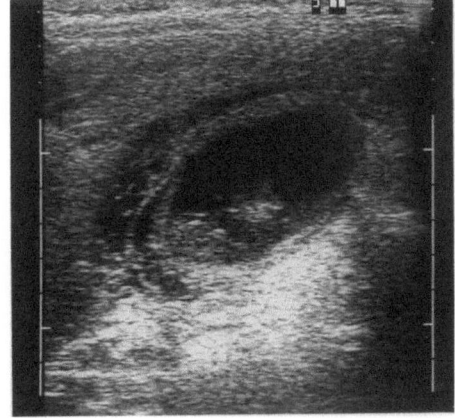

Beurteilbarkeit gut   eingeschränkt   Luftüberlagerung

Durchmesser   normal
               erweitert   intrahep. mm: _____ Leberpforte mm: _____
                                  extrahep. mm: _____

               umschrieben erweitert

               eingeengt   mm: _____   proximal   distal

                                  mit prästenotischer Dilatation mm: _____

Wand   Tumor   Choledochozele
               Lokalisation proximal   distal
               Anzahl   1   2   mehrere   multiple
               Größe   mm: _____   ×   mm: _____
               Begrenzung   glatt   unregelmäßig
               Struktur   echoreich   echoarm
                             homogen   inhomogen
                             infiltrierend   verdrängend   obstruierend

Lumen   normal   Konkrement
               Lokalisation proximal   distal
               Anzahl   1   2   mehrere   multiple
               Größe   mm: _____   ×   mm: _____
               Größe   mm: _____   ×   mm: _____

               obstruierend   flottierend

               Aerobilie   Sludge

Sondenlage   korrekt   disloziert

Normalwerte (in mm)

Organ	Gallenwege, extrahepatisch
Abschnitt/Meßort:	distal des Cysticus
Länge:	–
Breite:	–
Dicke/Tiefe:	3–6

Beurteilbarkeit **gut**   eingeschränkt   Luftüberlagerung

Durchmesser   normal
              erweitert   intrahep. mm: _____ Leberpforte mm: _____
                                 extrahep. mm: **13**

              umschrieben erweitert
              eingeengt   mm: _____   proximal   distal

              mit prästenotischer Dilatation mm: _____

Wand   **Tumor**   Choledochozele
              Lokalisation   proximal   **distal**
              Anzahl   **1** 2   mehrere   multiple
              Größe   mm: **23**   ×   mm: **19**
              Begrenzung   glatt   **unregelmäßig**
              Struktur   echoreich   **echoarm**
                                 homogen   inhomogen
                                 infiltrierend   verdrängend   **obstruierend**

Lumen   normal   Konkrement
              Lokalisation   proximal   distal
              Anzahl   1 2   mehrere   multiple
              Größe   mm: _____   ×   mm: _____
              Größe   mm: _____   ×   mm: _____

              Aerobilie   Sludge

Sondenlage   korrekt   disloziert

(*Diagnose:* Gallengangkarzinom)

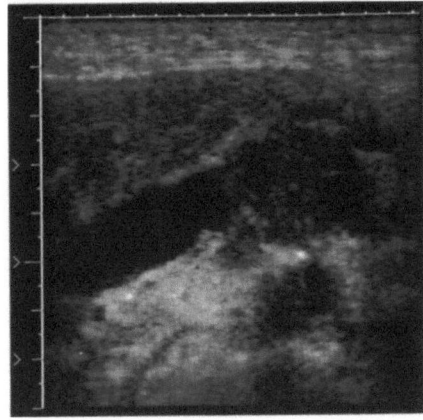

MILZ

Beurteilbarkeit	gut	eingeschränkt	
Lage	orthotop	verlagert nach: _____	
Größe	normal	vergrößert	verkleinert
	L mm: _____	B mm: _____	Dicke mm: _____
Form	normal		
	plump	umschrieben vorgewölbt	Lappung
Struktur	normal	diffuse Veränderung	umschriebene Veränderung
Diffuse		echoreich	echoarm
Veränderung		homogen	inhomogen
Hilusgefäße	normal	erweitert mm: _____	Kollateralen
intrasplenal:	normal	erweitert mm: _____	lakunär
Nebenmilz	vorhanden	Größe mm: _____	Anzahl: _____
	Lage: _____	hilär	kaudal

Normalwerte (in mm)

Organ:	Milz
Abschnitt/Meßort:	größter Durchmesser
Länge:	110
Breite:	70
Dicke/Tiefe:	40

Beurteilbarkeit	**gut**	eingeschränkt	
Lage	**orthotop**	verlagert nach: _____	
Größe	normal	**vergrößert**	verkleinert
	L mm: **148**	B mm: _____	Dicke mm: _____
Form	normal		
	plump	umschrieben vorgewölbt	Lappung
Struktur	normal	**diffuse** Veränderung	umschriebene Veränderung
Diffuse Veränderung		**echoreich** **homogen**	echoarm inhomogen
Hilusgefäße	normal	erweitert mm: _____	Kollateralen
intrasplenal:	normal	erweitert mm: _____	lakunär
Nebenmilz	vorhanden	Größe mm: _____	Anzahl: _____
	Lage: _____	hilär	kaudal

(*Diagnose:* Milztumor bei portaler Hypertension)

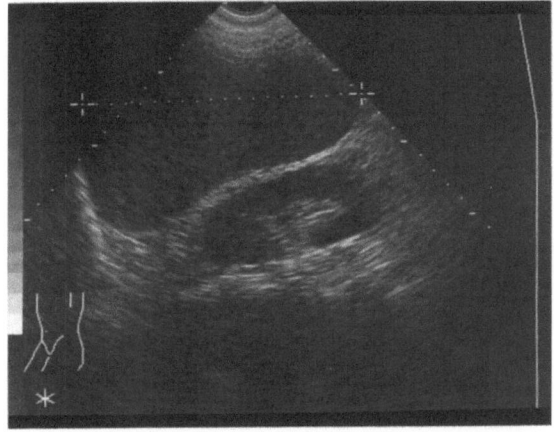

Umschriebene Veränderung

Lage	kraniales Drittel	mittleres Drittel	
	kaudales Drittel	subkapsulär	diffus
Anzahl	1 2	mehrere	multiple
Referenzläsion	kraniales Drittel	mittleres Drittel	
	kaudales Drittel	subkapsulär	

Größe   L mm: _____ × T mm: _____   (maximal)
            L mm: _____ × T mm: _____   (2. Veränderung)

Begrenzung	regelmäßig	unregelmäßig	scharf	unscharf
Form	rund	oval	polyzyklisch	dreieckförmig

infiltrierend: Umgebung   Gefäße: _____
verdrängend: Umgebung   Gefäße: _____

Echostruktur	echoreich	echoarm	echofrei	
	homogen	inhomogen		
	zentral echoarm	zentral echoreich		zentral echofrei

Schallverstärkung
Schallschatten

Randsaum	keiner	echoarm	echoreich	
Wand	keine	dünn dick	echoreich	Stärke mm: _____
	septiert	Spiegelbildg	Detritus	
Milzkapsel	Kontur:	erhalten	unterbrochen	
	perisplenische Flüssigkeit			
	intraabdominell freie Flüssigkeit			

Weitere umschriebene Veränderung: ja/nein

Umschriebene Veränderung

| Lage | kraniales Drittel | **mittleres Drittel** | |
| | kaudales Drittel | subkapsulär | |

| Anzahl | **1** | 2 | mehrere | multiple |

| Referenzläsion | kraniales Drittel | mittleres Drittel | |
| | kaudales Drittel | subkapsulär | |

| Größe | L mm: __42__ × T mm: __39__ | (maximal) |
| | L mm: _____ × T mm: _____ | (2. Veränderung) |

| Begrenzung | regelmäßig | **unregelmäßig** | **scharf** | unscharf |
| Form | rund | oval | **polyzyklisch** | dreieckförmig |

| | infiltrierend: | Umgebung | Gefäße: _____ |
| | verdrängend: | Umgebung | Gefäße: _____ |

Echostruktur	echoreich	echoarm	**echofrei**	
	homogen	inhomogen		
	zentral echoarm	zentral echoreich		zentral echofrei

Schallverstärkung
Schallschatten

| Randsaum | **keiner** | echoarm | echoreich | |

| Wand | keine | dünn dick | echoreich | Stärke mm: ___ |
| | **septiert** | Spiegelbildg | Detritus | |

Milzkapsel	Kontur:	erhalten	unterbrochen
	perisplenische Flüssigkeit		
	intraabdominell freie Flüssigkeit		

Weitere umschriebene Veränderung: ja/**nein**

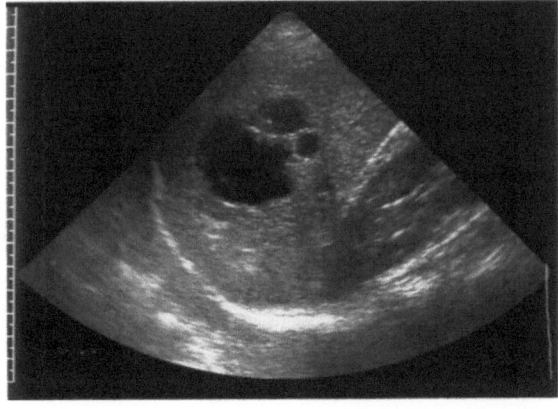

PANKREAS

Beurteilbarkeit	Kaput: gut	eingeschränkt	nicht beurteilbar
	Korpus: gut	eingeschränkt	nicht beurteilbar
	Kauda: gut	eingeschränkt	nicht beurteilbar

Zustand nach: _____

| Lage | orthotop | verlagert nach: _____ |

Größe	normal		
	verkleinert	vergrößert	umschrieben vergrößert
	Kaput mm: ___	Korpus mm: ___	Kauda mm: ___

| Form/Oberfläche | normal | | | |
| | glatt | unregelmäßig | eingezogen | lobuliert |

| Echostruktur | normal | diffuse | umschriebene |
| | | Veränderung | Veränderung |

Pankreasgang	normal	dilatiert mm: ___		
	abschnittweise	Kaput	Korpus	Kauda
	Pankreolithiasis:	Kaput	Korpus	Kauda
	1 2 3	mehrere	mm: ___ (max.)	

| Kalzifikationen | ja: Kaput | Korpus | Kauda | generalisiert |

| Processus uncinatus | normal | pathologisch: _____ |

Normalwerte (in mm)

Organ:	Pankreas		
Abschnitt/Meßort:	-kopf	-körper	-schwanz
Länge:	–	–	–
Breite:	50 (Kraniokaudal)	–	–
Dicke/Tiefe:	15–25	15–20	15–25

Beurteilbarkeit	Kaput: **gut**	eingeschränkt	nicht beurteilbar
	Korpus: **gut**	eingeschränkt	nicht beurteilbar
	Kauda: gut	**eingeschränkt**	nicht beurteilbar

Zustand nach: _____

| Lage | **orthotop** | verlagert nach: _____ |

Größe	**normal**		
	verkleinert	vergrößert	umschrieben vergrößert
	Kaput mm: ____	Korpus mm: ____	Kauda mm: ____

| Form/Oberfläche | normal | | | |
| | **glatt** | unregelmäßig | eingezogen | lobuliert |

| Echostruktur | normal | **diffuse** | umschriebene Veränderung |

Pankreasgang	normal	**dilatiert** mm: **4–5**	
	abschnittweise	**Kaput**	**Korpus**	**Kauda**
	Pankreolithiasis:	Kaput	Korpus	Kauda
	1 2 3	mehrere	mm: ____ (max.)

| Kalzifikationen | **ja: Kaput** | **Korpus** | **Kauda** | **generalisiert** |

| Processus uncinatus | **normal** | pathologisch: _____ |

(*Diagnose:* Chron. kalzifizierende Pankreatitis)

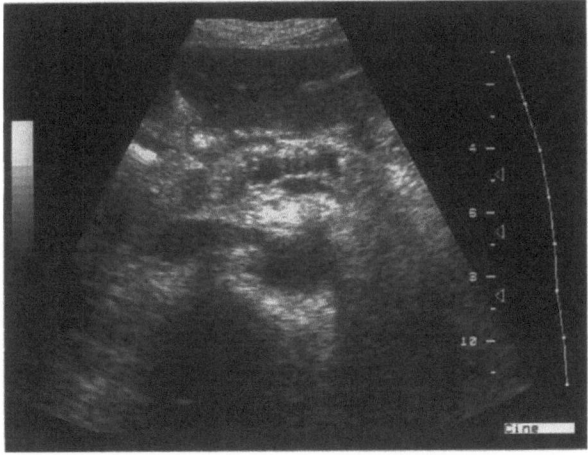

Diffuse Veränderung

Echostruktur	echoreich	echoarm	
	homogen	inhomogen	
Vergrößerung	ja: Kaput	Korpus	Kauda
Echoarme Anteile	ja: Kaput	Korpus	Kauda
	peripankreatische Flüssigkeit:	Exsudat	Ödem
Sonstiges	Bursaerguß	Nekrosestraßen	

Diffuse Veränderung

Echostruktur	echoreich	**echoarm**	
	homogen	inhomogen	
Vergrößerung	**ja: Kaput**	Korpus	Kauda
Echoarme Anteile	ja: Caput	Corpus	Cauda
	peripankreatische Flüssigkeit:	Exsudat	Ödem
Sonstiges	Bursaerguß	Nekrosestraßen	

(*Diagnose:* Akute ödematöse Pankreatitis)

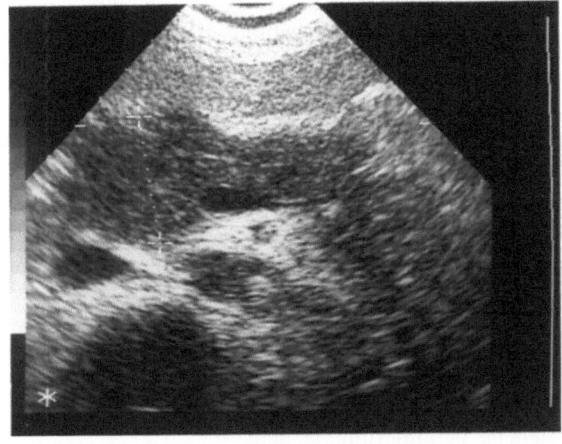

Umschriebene Veränderung

Lage	Kaput	Korpus	Kauda	Processus uncinatus
	Organgrenzen überschreitend		extrapankreatisch	
Anzahl	1 2	mehrere	multiple	
Referenzläsion	Kaput	Korpus	Kauda	
Größe	L mm: ____ × T mm: ____		(maximal)	
	L mm: ____ × T mm: ____		(2. Veränderung)	
Begrenzung	regelmäßig	unregelmäßig	scharf	unscharf
Form	rund	oval	polyzyklisch	
	infiltrierend:	Umgebung	Gefäße: _____	
	verdrängend:	Umgebung	Gefäße: _____	
Echostruktur	echoreich	echoarm	echofrei	
	homogen	inhomogen	verkalkt	
	zentral	zentral	zentral echofrei	
	echoarm	echoreich		
	Schallverstärkung			
	Schallschatten: komplett		inkomplett Randschatten	
Randsaum	keiner	echoarm	echoreich	
Wand	keine	dünn dick	echoreich	Dicke mm: ____
	Septierung	Spiegelung		Detritus

Weitere umschriebene Veränderung: ja/nein

Umschriebene Veränderung

Lage	**Kaput** Korpus Organgrenzen **überschreitend**	Kauda Processus uncinatus extrapankreatisch

Anzahl	**1** 2	mehrere	multiple

Referenzläsion	Kaput	Korpus	Kauda

Größe   L mm: __49__ × T mm: __38__ (maximal)

              L mm: _____ × T mm: _____ (2. Veränderung)

Begrenzung	**regelmäßig**	unregelmäßig	**scharf** unscharf
Form	rund	**oval**	polyzyklisch

              infiltrierend: Umgebung   Gefäße: _____

              verdrängend: **Umgebung**   **Gefäße**: **Pfortader** _____

Echostruktur	echoreich	**echoarm**	echofrei
	homogen	inhomogen	verkalkt

              zentral   zentral   zentral echofrei

                 echoarm   echoreich

              Schallverstärkung

              Schallschatten: komplett   inkomplett Randschatten

Randsaum	**keiner**	echoarm	echoreich

Wand	**keine**	dünn dick	echoreich Dicke mm: ____

              Septierung   Spiegelung   Detritus

Weitere umschriebene Veränderung: ja/**nein**

(*Diagnose:* Pankreaskarzinom)

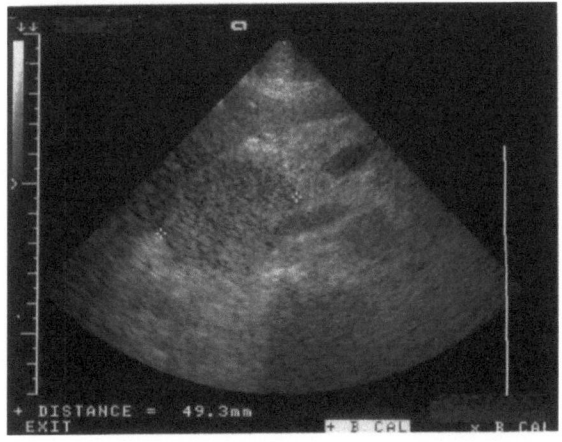

MAGEN-DARM-TRAKT

Beurteilbarkeit	gut	eingeschränkt		

Lokalisation

Magen	Kardia	Fundus	Korpus	Antrum
	Pylorus	Vorderwand	Hinterwand	

Dünndarm	Duodenum	Jejunum	Ileum	

Kolon	ascendens	transversum	descendens	Sigma
	Rektum	Flexura dextra	Flexura sinistra	Appendix

Quadranten	rechter	linker	Oberbauch	Unterbauch

Wand

Schichtung	regelrecht	verändert	
	aufgehoben	nicht erkennbar	
Wandverdickung	vorhanden:	zirkulär	umschrieben
	Dicke mm:＿＿	Längsausdehnung mm:＿＿	
Echostsruktur	echoreich	echoarm	
	homogen	inhomogen	
Begrenzung	scharf unscharf	glatt	unregelmäßig

Lumen	dilatiert	flüss. gefüllt	eingeengt

Peristaltik	normal lebhaft	eingeschränkt	aufgehoben
	Pendelperistaltik		

Intraluminale Raumforderung

	vorhanden:	solitär	multipel
	wandständig	geschichtet	
	lagekonstant	lageinkonstant	polypoid
Ausdehnung	mm:＿＿	Referenz:＿＿＿＿＿	

Echostruktur	echoreich	echoarm	
	homogen	inhomogen	
Begrenzung	scharf unscharf	glatt	unregelmäßig

Verschieblichkeit	ja/nein	passiv	atemverschieblich
Komprimierbarkeit	gut	eingeschränkt	aufgehoben

Umgebung	freie Flüssigkeit	
	Fistel	Konglomerattumor

Weitere Lokalisation: ja/nein

Normalwerte (in mm)

Organ:	Magen-Darm-Trakt		
Abschnitt/Meßort:	Magen Wand	Dünndarm Lumen/Wand	Dickdarm Lumen/Wand
Länge:	–	–	–
Breite:	–	–	–
Dicke/Tiefe:	2–6	20–30/2–3	30–40/3–4

Beurteilbarkeit	**gut**	eingeschränkt		
Lokalisation				
Magen	Kardia	Fundus	Korpus	**Antrum**
	Pylorus	**Vorderwand**	**Hinterwand**	
Dünndarm	Duodenum	Jejunum	Ileum	
Kolon	ascendens	transversum	descendens	Sigma
	Rektum	Flexura dextra	Flexura sinsitra	Appendix
Quadranten	rechter	linker	Oberbauch	Unterbauch
Wand				
Schichtung	regelrecht	verändert		
	aufgehoben	nicht erkennbar		
Wandverdickung	**vorhanden:**	zirkulär	umschrieben	
	Dicke mm: **19**	Längsausdehnung mm: **70**		
Echostsruktur	echoreich	**echoarm**		
	homogen	**inhomogen**		
Begrenzung	**scharf** unscharf	**glatt**	unregelmäßig	
Lumen	dilatiert	flüss. gefüllt	**eingeengt**	
Peristaltik	normal lebhaft	eingeschränkt	**aufgehoben**	
	Pendelperistaltik			
Intraluminale Raumforderung				
	vorhanden:	solitär	multipel	
	wandständig	geschichtet		
	lagekonstant	lageinkonstant	polypoid	
Ausdehnung	mm: _____	Referenz: _____		
Echostruktur	echoreich	echoarm		
	homogen	inhomogen		
Begrenzung	scharf unscharf	glatt	unregelmäßig	
Verschieblichkeit	ja/nein	passiv	atemverschieblich	
Komprimierbarkeit	gut	eingeschränkt	aufgehoben	
Umgebung	freie Flüssigkeit			
	Fistel	Konglomerattumor		

Weitere Lokalisation: ja/**nein**

(*Diagnose:* Magenkarzinom)

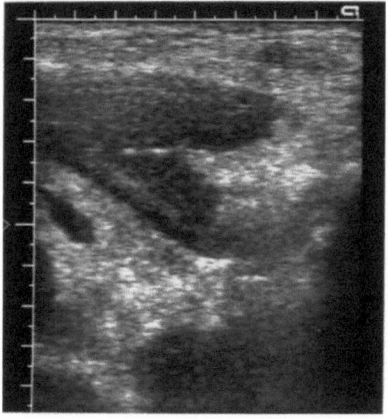

ABDOMEN

Raumforderung
   Lokalisation   Bauchwand
                        Oberbauch   Unterbauch   rechts   links
                        Retroperitoneum

   Anzahl   1   2   mehrere   multiple

   Größe   mm: ____ × mm: ____   mm: ____ × mm: ____

   Begrenzung   regelmäßig   unregelmäßig
                        scharf   unscharf
   Form   rund   oval   polyzyklisch

   Echostruktur   echoreich   echoarm   echofrei
                        homogen   inhomogen

Freie Flüssigkeit   wenig   mittel   viel
                        Binnenechos
                        Lokalisation: _____

Freie Luft   vorhanden   Lokalisation: _____

Raumforderung

Lokalisation	Bauchwand Oberbauch Retroperitoneum	Unterbauch	rechts	links
Anzahl	1 2	mehrere	multiple	
Größe	mm: _____ ×	mm: _____	mm: _____ × mm: _____	
Begrenzung	regelmäßig scharf	unregelmäßig unscharf		
Form	rund	oval	polyzyklisch	
Echostruktur	echoreich homogen	echoarm inhomogen	echofrei	
Freie Flüssigkeit	wenig Binnenechos Lokalisation:	mittel _____	viel	
Freie Luft	**vorhanden**	Lokalisation: <u>**prähepatisch**</u>		

(*Diagnose:* Sigmaperforation)

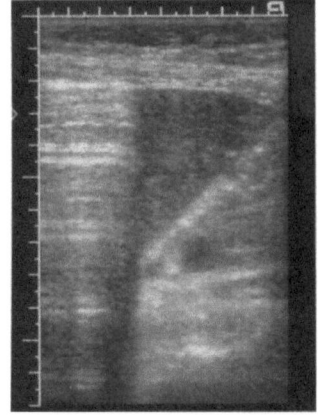

NIERE

	rechts Transplantat	links		
Beurteilbarkeit	gut	eingeschränkt		
Lage	orthotop Beckenniere	verlagert nach: _____		
Größe	normal			
	vergrößert	verkleinert	Schrumpfniere	Hypoplasie
	L mm: ____	B mm: ____	T mm: ____	

Parenchym   mm : ____   Sinus mm: ____
Parenchym/Sinus: normal   vergrößert   verkleinert
Rindendurchmesser mm: ____

Form	normal			
Oberfläche	glatt	umschrieben vorgewölbt		Einziehung
	plump			
	Renkulierung		Hufeisenniere	
Echostruktur	normal	diffuse Veränderung	umschriebene Veränderung	
	Parenchymbrücke		komplett	inkomplett
Hilus	normal	erweitert mm: ____		
Vene	normal	erweitert mm: ____		Tumorzapfen
Arterie	normal	erweitert mm: ____		
Ureter	normal	erweitert mm: ____		
Nierenbecken	dendritisch	ampullär	erweitert	
Nephrolithiasis	ja			
Transplantatniere	Hämatom	Urinom	Abstoßung	

Raumforderung Nebennierenregion: ja/nein

Normalwerte (in mm)

Organ:	Niere	
Abschnitt/Meßort:	gesamt	Parenchym
Länge	100–120	–
Breite	50–60	–
Dicke/Tiefe	30–50	13–18

	rechts	links		
	Transplantat			
Beurteilbarkeit	**gut**	eingeschränkt		
Lage	**orthotop**	verlagert nach: _____		
	Beckenniere			

Größe normal
vergrößert **verkleinert** **Schrumpfniere** Hypoplasie
L mm: __**60**__ B mm: _____ T mm: _____

Parenchym mm : _____ Sinus mm: _____
Parenchym/Sinus: normal vergrößert verkleinert
Rindendurchmesser mm: _____

Form **normal**
  Oberfläche **glatt** umschrieben vorgewölbt Einziehung
  plump
  Renkulierung Hufeisenniere

Echostruktur **normal** diffuse umschriebene Veränderung
  Veränderung

Parenchymbrücke komplett inkomplett

Hilus **normal** erweitert mm: _____
  Vene normal erweitert mm: _____ Tumorzapfen
  Arterie normal erweitert mm: _____
  Ureter normal erweitert mm: _____
  Nierenbecken dendritisch ampullär erweitert

Nephrolithiasis ja

Transplantatniere Hämatom Urinom Abstoßung

Raumforderung Nebennierenregion: ja/**nein**

(*Diagnose:* Schrumpfniere, vaskulär)

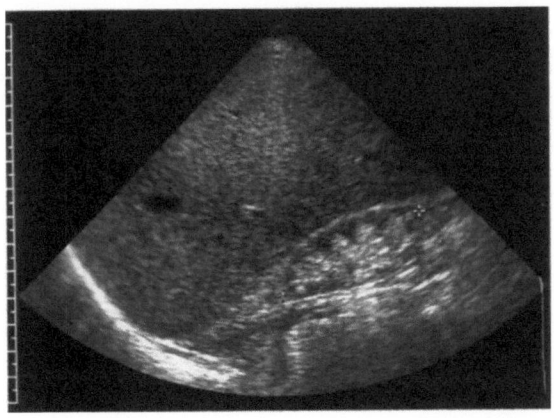

Diffuse Veränderung

Parenchym-/Sinus-Grenze	erhalten	verwaschen	aufgehoben
Rinden-Mark-Grenze	erhalten	verwaschen	aufgehoben

Parenchym
    Echostruktur

	Rinde:	homogen	inhomogen
		echoreich	echoarm
	Mark:	homogen	inhomogen
		echoreich	echoarm

echoarme Parenchymareale: mm : ____ × mm: ____

Sonstiges   polyzyst. Nierendegeneration   Renalsinuslipomatose

Umschriebene Veränderung

Lage	oberes mittleres unteres	Drittel	
	subkapsulär	Parenchym	Sinus
	zentral lateral medial ventral	dorsal perirenal	
Anzahl	1 2 3	mehrere	multiple
Referenzläsion	oberes mittleres unteres	Drittel	
	subkapsulär	Parenchym	Sinus
	zentral lateral medial ventral	dorsal	

Größe   L mm: _____ × T mm: _____   (maximal)
        L mm: _____ × T mm: _____   (2. Veränderung)

Begrenzung	regemäßig	unregelmäßig	glatt	unscharf
Form	rund	oval	polyzyklisch	dreiecksförmig

infiltrierend: Umgebung Gefäße: _____
verdrängend: Umgebung Gefäße: _____

Echostruktur   echoreich   echoarm   echofrei
               homogen   inhomogen   verkalkt
               zentral   zentral   zentral echofrei
                 echoarm   echoreich
               Schallverstärkung
               Schallschatten: komplett   inkomplett Randschatten

Randsaum   keiner   echoarm   echoreich

Wand   keine   dünn   dick   echoreich   Stärke mm: _____
       umschriebene Veränderung: _____

       septiert   Spiegelbildung   Detritus

Nierenkapsel   Kontur: erhalten unterbrochen

Flüssigkeit   perirenal   intraabdominell frei

Weitere Veränderung: ja/nein

Umschriebene Veränderung

Lage	oberes **mittleres** unteres		Drittel
	subkapsulär	Parenchym	Sinus
	zentral lateral	medial **ventral**	dorsal perirenal
Anzahl	**1** 2 3	mehrere	multiple
Referenzläsion	oberes mittleres unteres		Drittel
	subkapsulär	Parenchym	Sinus
	zentral lateral	medial ventral	dorsal

Größe   L mm: __19__ × T mm: __17__   (maximal)
           L mm: _____ × T mm: _____   (2. Veränderung)

Begrenzung	**regelmäßig**	unregelmäßig	glatt	unscharf
Form	rund	**oval** polyzyklisch		dreiecksförmig

infiltrierend: Umgebung Gefäße: _____
verdrängend: Umgebung Gefäße: _____

Echostruktur	**echoreich**	echoarm	echofrei
	homogen	inhomogen	verkalkt
	zentral	zentral	zentral echofrei
	echoarm	echoreich	
	Schallverstärkung		
	Schallschatten:	komplett	inkomplett Randschatten

Randsaum	**keiner**	echoarm	echoreich
Wand	**keine** dünn dick		echoreich Stärke mm: _____

umschriebene Veränderung: _____

septiert   Spiegelbildung   Detritus

Nierenkapsel	Kontur: erhalten	**unterbrochen**
Flüssigkeit	perirenal	intraabdominell frei

Weitere Veränderung: ja/**nein**

(*Diagnose:* Angiomyolipom)

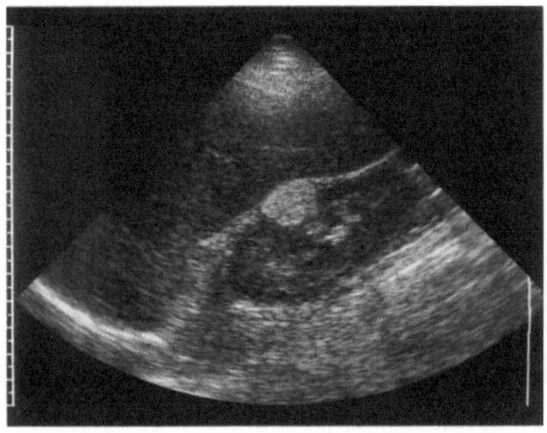

Nierenbeckenerweiterung

Beckendurchmeser	mm: _____
Kelchdurchmesser	mm: _____
Grad	I II III
Restparenchymdicke	mm: _____
	Sackniere

Nierenbeckenerweiterung

Beckendurchmeser   mm: __60__

Kelchdurchmesser   mm: _____

Grad   I   II   **III**

Restparenchymdicke   mm: __2–4__
                            Sackniere

(*Diagnose:* Hydronephrose bei angeborener einseitiger Ureterstenose)

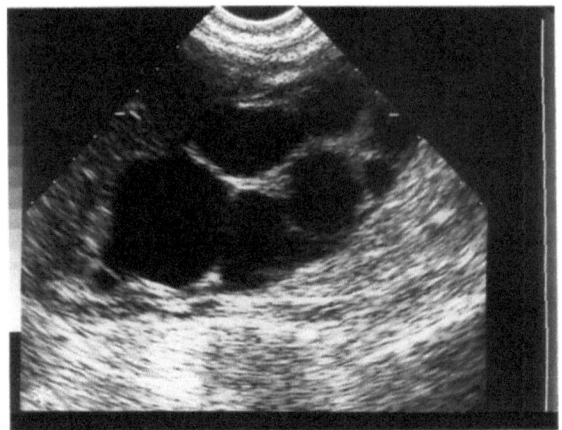

Nephro-/Urolithiasis

Lage	obere	mittlere	untere	Kelchgruppe
	proximaler	medialer	distaler	Ureter
	im Parenchym:	lateral	medial	
	oberes	mittleres	unteres	Drittel

Nierenbeckenausgußstein   Steinfragmente

Anzahl	1 2 3	mehrere	multiple

Größe   mm: _____ × mm: _____

Nephro-/Urolithiasis

Lage	obere	**mittlere**	untere	Kelchgruppe
	proximaler	medialer	distaler	Ureter
	im Parenchym:	lateral	medial	
	oberes	mittleres	unteres	Drittel

Nierenbeckenausgußstein   Steinfragmente

Anzahl   **1**   2   3   mehrere   multiple

Größe   mm: __4__   ×   mm: __4__

(*Diagnose:* Kleiner Nierenbeckenstein)

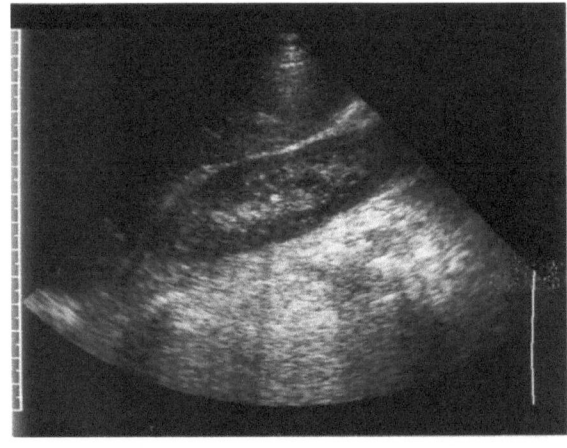

NEBENNIERE

	rechts	links
Darstellbarkeit	ja	nein
Beurteilbarkeit	gut	eingeschränkt
Lage	orthotop	verlagert nach: _____
Größe	normal	vergrößert
	L mm: _____	B mm: _____
Begrenzung	regelmäßig	unregelmäßig glatt unscharf

die Umgebung infiltrierend   die Umgebung verdrängend

Echostruktur	normal

echoreich   echoarm   echofrei
homogen   inhomogen   verkalkt
Schallverstärkung Schallschatten
zentral echoarm   zentral echoreich   zentral echofrei

Normalwerte (in mm):

Organ:	Nebenniere
Abschnitt/Meßort:	
Länge:	30–50
Breite:	20–30
Dicke/Tiefe:	5–10

	rechts	links
Darstellbarkeit	**ja**	nein
Beurteilbarkeit	**gut**	eingeschränkt
Lage	**orthotop**	verlagert nach: _____
Größe	normal	**vergrößert**
	L mm: ___	B mm: ___

Begrenzung   **regelmäßig**   unregelmäßig   **glatt**   unscharf

die Umgebung infiltrierend   die Umgebung verdrängend

Echostruktur   normal
echoreich   **echoarm**   echofrei
homogen   inhomogen   verkalkt
Schallverstärkung Schallschatten
zentral echoarm   zentral echoreich   zentral echofrei

(*Diagnose:* Nebennierenapoplexie)

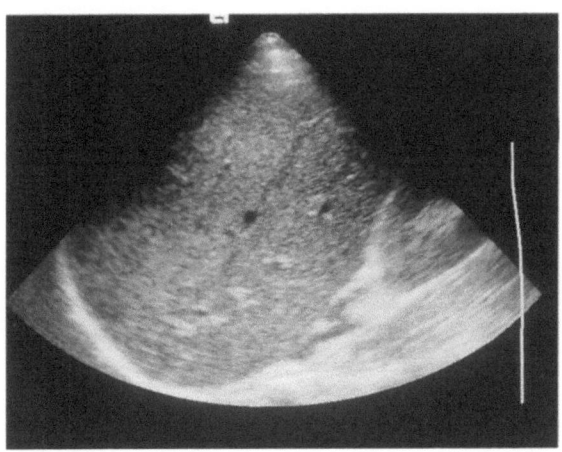

GEFÄSSE

Beurteilbarkeit	gut		eingeschränkt	
Durchmesser	mm: _____		Erweiterung:	generalisiert	umschrieben

Verlauf   regelrecht   Kinking   verlagert
Pulsation   normal   abgeschwächt   aufgehoben
Wand   Verkalkung: ja   nein
                                 1   2   mehrere   multiple   generalisiert
                                 Plaque Größe   mm: _____ × mm: _____
                                 stenosierend: ja   nein
                                 Echostruktur: homogen   inhomogen
                                                  verkalkt
                                 Referenzplaque: _____

Aneurysma   ja: Lokalisation: _____
                                 Nierenarterie   Beckenarterie betroffen
             Größe: L mm: _____   B mm: _____   T mm: _____
             Lumen: L mm: _____   B mm: _____
             teilthrombosiert: exzentrisch   konzentrisch
             disseziert

Stenose   ja   Verdacht auf Stenose
             Lokalisation: _____

Doppler   _____
                                 _____

Beurteilbarkeit   **gut**   eingeschränkt
Durchmesser   mm: _____   **Erweiterung:**   generalisiert   **umschrieben**

Verlauf   **regelrecht**   Kinking   verlagert
Pulsation   **normal**   abgeschwächt   aufgehoben
Wand   **Verkalkung:**   **ja**   nein
                                               1   2   mehrere   multiple   generalisiert
                                               Plaque Größe   mm: _____ × mm: _____
                                               stenosierend: ja   nein
                                               Echostruktur: homogen   inhomogen
                                                                verkalkt
                                               Referenzplaque: _____

Aneurysma   **ja**   Lokalisation: _infrarenal_____
                                               Nierenarterie   Beckenarterie   betroffen
                    Größe: L mm: _58_   B mm: _42_   T mm: _43_
                    Lumen: L mm: _58_   B mm: _13_
                    teilthrombosiert: **exzentrisch**   konzentrisch
                    disseziert

Stenose   ja   Verdacht auf Stenose
                    Lokalisation: _____

Doppler   _____
                    _____

(*Diagnose:* Aneurysma, infrarenal)

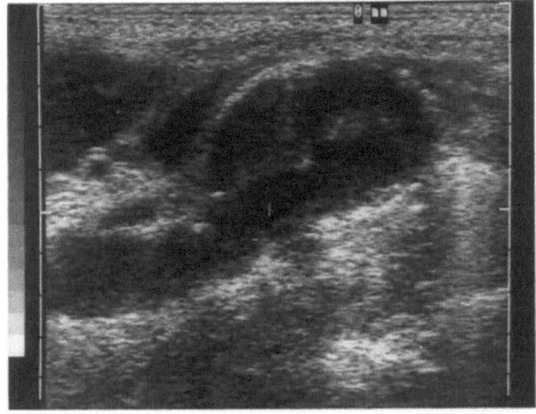

Beurteilbarkeit	gut	eingeschränkt		
Durchmesser	mm: _____	Dilatation		
Verlauf	regelrecht	_____		
Pulsation	normal	abgeschwächt	augehoben	
	Verkalkung			
Aneurysma	ja:	Lokalisation: _____		
	Größe:	L mm: _____	B mm: _____	T mm: _____
	Lumen:	L mm: _____	B mm: _____	
	teilthrombosiert:	exzentrisch	konzentrisch	
	disseziert			
Stenose	ja	Verdacht auf Stenose		
	Lokalisation:	_____		
Doppler	_____			
	_____			

Beurteilbarkeit	gut	eingeschränkt		
Durchmesser	mm: ____	dilatiert	eingeengt	
Verlauf	regelrecht komprimiert	verlagert nach:	_____	
	atemabhängige Schwankungen		Pulsation	
Lumen	kompressibel	Thrombose: Lokalisation:	partiell _____	komplett
Sonstiges	Tumorzapfen	Kollateralenbildung		

Beurteilbarkeit	**gut**	eingeschränkt	
Durchmesser	mm: ____	dilatiert	eingeengt
Verlauf	regelrecht komprimiert	verlagert nach:	_____
	atemabhängige Schwankungen		Pulsation
Lumen	kompressibel	**Thrombose:** Lokalisation:	**partiell** komplett **Mündung V. ovarica**
Sonstiges	Tumorzapfen	Kollateralenbildung	

(*Diagnose:* Umschriebene Thrombose aus der V. ovarica)

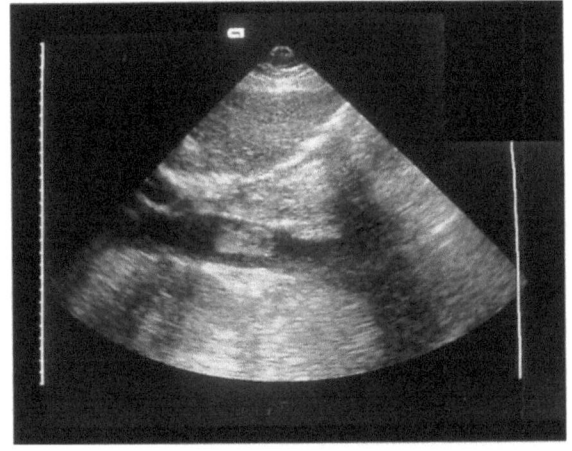

Beurteilbarkeit	gut	eingeschränkt	
Durchmesser	mm: ____		
Verlauf	regelrecht	_____	
Thrombose	ja:	partiell	komplett
	Lokalisation:	_____	
Seitenvergleich	_____		
Vergleich Arterie	_____		
Sonstiges	Tumorzapfen	Kollateralenbildung	kompressibel
Doppler	_____		

LYMPHKNOTEN

Beurteilbarkeit	gut nicht einsehbar:	eingeschränkt	
Lokalisation	zervikal re/li axillär re/li	nuchal re/li mediastinal re/li	supraklavikulär re/li
	zoeliakal parapankreatisch:	Milzhilus	Leberhilus
	paraaortal iliakal re/li	mesenterial inguinal re/li	Nierenhilus re/li femoral re/li
	Sonstige:		
Anzahl	1 2	mehrere	multiple
Größe	vergrößert: ja/nein		mm: ____ (max.)
Referenzlymphknoten	Lokalisation: L mm: ____	B mm: ____	T mm: ____
Begrenzung Form	unregelmäßig rund	glatt oval	unscharf polyzyklisch
	Konglomerat verdrängend	Platte infiltrierend	
	gefäßummauernd:		
Echostruktur	echoreich homogen geschichtet	echoarm inhomogen	

Beurteilbarkeit	**gut**	eingeschränkt	
	nicht einsehbar:		
Lokalisation	zervikal re/li	nuchal re/li	supraklavikulär re/li
	axillär re/li	mediastinal re/li	
	zoeliakal	Milzhilus	Leberhilus
	parapankreatisch:		
	paraaortal	**mesenterial**	Nierenhilus re/li
	iliakal re/li	inguinal re/li	femoral re/li
	Sonstige:		
Anzahl	1 2	mehrere	**multiple**
Größe	vergrößert: **ja**/nein		mm: _15_ (max.)
Referenzlymphknoten	Lokalisation:		
	L mm: ____	B mm: ____	T mm: ____
Begrenzung	unregelmäßig	**glatt**	**unscharf**
Form	**rund**	oval	polyzyklisch
	Konglomerat	Platte	
	verdrängend	infiltrierend	
	gefäßummauernd:		
Echostruktur	echoreich	**echoarm**	
	homogen	inhomogen	
	geschichtet		

(*Diagnose:* NHL)

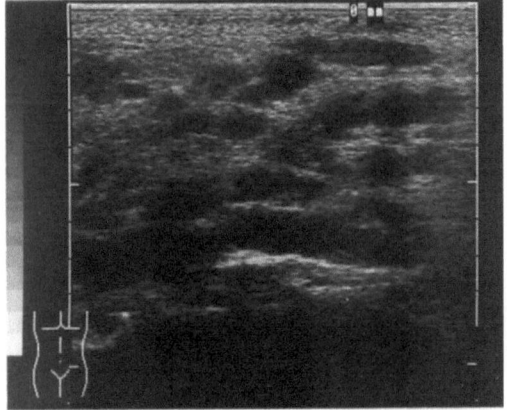

HARNBLASE

Beurteilbarkeit	gut	eingeschränkt	leer
Lage	regelrecht	verdrängt	Zustand nach OP
Form	regelrecht	imprimiert	
Begrenzung	regelmäßig	unregelmäßig	
	scharf	unscharf	

Größe/Inhalt   L mm: _____ × B mm: _____ × T mm: _____
                      Volumen ml: _____

nach Miktion   L mm: _____ × B mm: _____ × T mm: _____
                      Volumen ml: _____ (Restharn)

Lumen	o.B.		
Konkrement	ja: 1 2	mehrere	multiple
	Größe:	mm: _____ ×	mm: _____
Koagel	ja:	Lumen gefüllt zu %: _____	
Detritus	ja/nein		

Katheterlage	korrekt	disloziert
Wand	o.B.	auffällig

Normalwerte (in mm)

Organ:	Harnblase
Abschnitt/Meßort:	Wand
Länge:	–
Breite:	–
Dicke/Tiefe:	3–8

Verdickung	kontinuierlich mm: _____	diskontinu-ierlich	umschrieben	Balkenblase
Echostruktur	echoreich homogen geschichtet	echoarm inhomogen		

Umschriebene Raumforderung		ja		
Anzahl	1 2 3	mehrere	multiple	
Größe	mm: _____ ×	mm: _____	(maximal)	
Lokalisation	ventral Fundus	dorsal Korpus	re lateral Isthmus	li lateral
Begrenzung	scharf regelmäßig	unscharf unregelmäßig	polypoid	

Infiltrierend: _____

Schallschatten	komplett	inkomplett		
Divertikel				
Anzahl	1 2 3	mehrere	multiple	
Größe	mm: _____ ×	mm: _____	(maximal)	
Lokalisation	ventral Fundus	dorsal Korpus	re lateral Isthmus	li lateral

Verdickung	**kontinuierlich** mm: __4–5__	diskontinu- ierlich	umschrieben	**Balkenblase**
Echostruktur	echoreich homogen **geschichtet**	echoarm **inhomogen**		

Umschriebene Raumforderung   ja

Anzahl	1 2 3	mehrere	multiple	
Größe	mm: _____ ×	mm: _____	(maximal)	
Lokalisation	ventral	dorsal	re lateral	li lateral
	Fundus	Korpus	Isthmus	
Begrenzung	scharf	unscharf		
	regelmäßig	unregelmäßig	polypoid	

Infiltrierend: _____

Schallschatten	komplett	inkomplett		

Divertikel
Anzahl	1 2 3	mehrere	multiple	
Größe	mm: _____ ×	mm: _____	(maximal)	
Lokalisation	ventral	dorsal	re lateral	li lateral
	Fundus	Korpus	Isthmus	

(*Diagnose:* Balkenblase bei Prostataadenom)

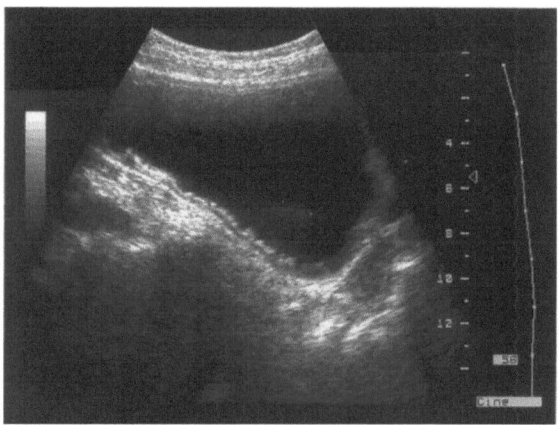

PROSTATA

Beurteilbarkeit	gut	eingeschränkt

Zustand nach OP

Form	regelrecht	
Begrenzung	regelmäßig	unregelmäßig
	scharf	unscharf

Größe   L mm: _____ × B mm: _____ × T mm: _____
         Volumen ml: _____

Echostruktur	echoreich	echoarm	
	homogen	inhomogen	verkalkt
	umschriebene Veränderung		

Normalwerte (in mm)

Organ:	Prostata
Abschnitt/Meßort:	gesamt
Länge:	15–40
Breite:	30–60
Dicke/Tiefe:	21–34

Beurteilbarkeit   **gut**   eingeschränkt

                       Zustand nach OP

Form   regelrecht
  Begrenzung regelmäßig   **unregelmäßig**
                       scharf   unscharf

Größe   L mm: _46_   ×   B mm: _45_   ×   T mm: _34_
                       Volumen ml: _____

Echostruktur   echoreich   **echoarm**
                       homogen   inhomogen   **verkalkt**
                       umschriebene Veränderung

(*Diagnose:* Prostatahypertrophie)

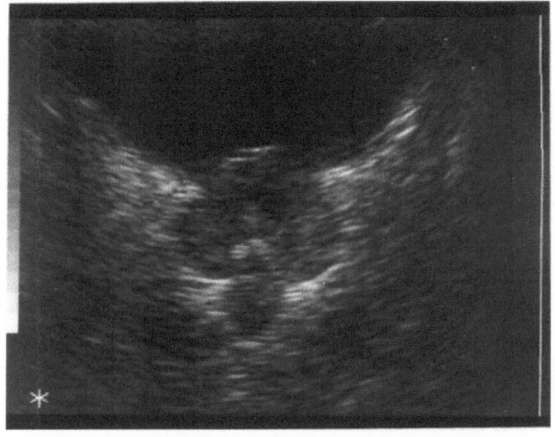

Umschriebene Veränderung

Lage	zentral		peripher	
	kranial	kaudal	rechts	links
Anzahl	1 2	mehrere	multiple	

Referenzläsion ————————————————

Größe	L mm: ____ × T mm: ____		(maximal)	
	L mm: ____ × T mm: ____		(2. Veränderung)	
Begrenzung	regelmäßig	unregelmäßig	scharf	unscharf
Form	rund	oval	polyzyklisch	

Infiltrierend: ————————————————————————————
Verdrängend: ————————————————————————————

Struktur:	echoreich	echoarm	echofrei
	homogen	inhomogen	verkalkt
	zentral	zentral	zentral echofrei
	echoarm	echoreich	

MIX
Papier aus verantwortungsvollen Quellen
Paper from responsible sources
FSC® C105338

If you have any concerns about our products,
you can contact us on
ProductSafety@springernature.com

In case Publisher is established outside the EU,
the EU authorized representative is:
**Springer Nature Customer Service Center GmbH
Europaplatz 3, 69115 Heidelberg, Germany**

Printed by Libri Plureos GmbH
in Hamburg, Germany